AF395218

ÉTUDE

SUR QUELQUES

LÉSIONS DU MÉSENTÈRE

DANS LES HERNIES

PAR

L.-E. DUPUY

Interne des hôpitaux de Paris. Membre de la Société anatomique.

PARIS

Aux bureaux du **PROGRÈS MÉDICAL** | **A. DUVAL**, Libraire-Éditeur
6, rue des Écoles, 6. | 6, rue des Écoles.

1873

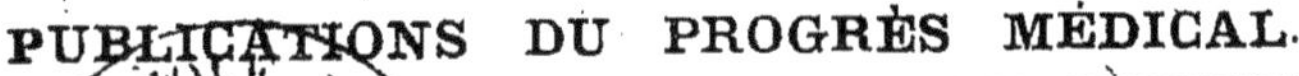

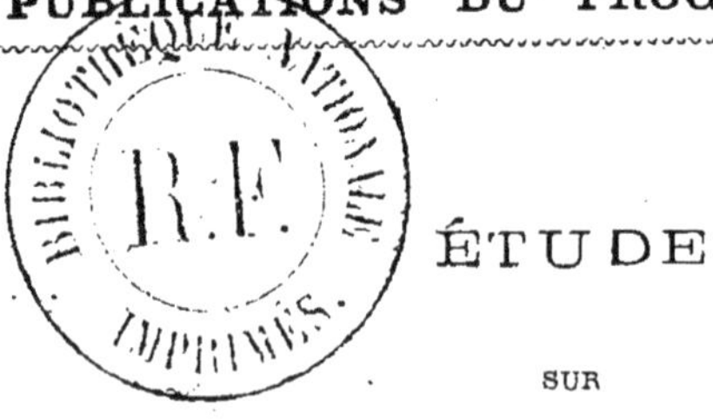

ÉTUDE

SUR

QUELQUES LÉSIONS DU MÉSENTÈRE

DANS LES HERNIES

Par L. E. DUPUY.

Lorsque le chirurgien est en présence d'un étranglement herniaire, son attention est d'abord attirée sur deux points, à savoir : l'irréductibilité et l'obstacle au cours des matières. Plus tard, un autre ordre de phénomènes frappera davantage son esprit et il s'inquiétera avant tout des lésions de la paroi intestinale, dues aux troubles apportés dans la circulation du mésentère par la constriction de l'anneau. La méthode expérimentale a jeté un jour nouveau sur la pathogénie de ces lésions en démontrant que la coloration noire, le ramollissement, la gangrène et la perforation de l'intestin pouvaient être produits sur les animaux par l'oblitération des vaisseaux mésentériques.

Dans ces recherches, l'objectif principal a été l'intestin et on s'est peu préoccupé du *mésentère*. Les lésions de cette membrane, dans les hernies, ont cependant de l'importance dans un certain nombre de cas; nous nous proposons d'étudier quelques-unes d'entre elles qui ont un intérêt réel au point de vue clinique. Notre but sera suffisamment rempli si nous parvenons à démontrer qu'il existe à cet égard une lacune à combler dans la pathologie herniaire.

Les lésions du mésentère, envisagées surtout dans leurs rapports avec l'irréductibilité et l'étranglement des hernies peuvent être divisées en 3 classes: 1º lésions anciennes; 2º lésions traumatiques ou récentes; 3º lésions spontanées ou dues à la constriction exercée par les anneaux. Bien que les observations trouvées par nous dans la science ne soient pas très-nombreuses, nous pensons néanmoins que le chiffre en est assez respectable pour établir que dans certaines hernies, les lésions du mésentère ont une importance égale, sinon inférieure, à celles de l'intestin lui-même et qu'elles méritent par conséquent de fixer l'attention.

I. *Des lésions anciennes du mésentère.* La simple inspection du vaste réseau vasculaire du mésentère indique suffisamment que la circulation sanguine doit y rencontrer de nombreux obstacles ; ces vaisseaux si nombreux, à trajet long, irrégulier et tortueux, s'anastomosant à l'infini, exposés sans cesse à être comprimés par les viscères abdominaux, ne doivent pas toujours livrer au sang un passage bien libre et l'on comprend avec quelle facilité la moindre influence pathologique amènera la stase sanguine dans ce système.

Lorsqu'une anse intestinale assez volumineuse se trouve renfermée dans un sac herniaire, la partie correspondante du mésentère subira souvent, de la part de l'anneau, un degré plus ou moins grand de constriction: il en résultera le plus souvent une simple gêne dans la circulation mésentérique, ou plus rarement une réplétion considérable des veines mésentériques qui pourront même présenter des dilatations variqueuses. — Dans le premier cas, sous l'influence de la stase sanguine, le mésentère subit un accroissement de nutrition, se gorge de produits plastiques et finit par présenter un degré plus ou moins considérable d'épaississement et d'induration de ses parois.

Cet épaississement, qui peut atteindre un centimètre ou même plus, n'est pas très-rare dans les hernies anciennes. Les ganglions mésentériques peuvent également participer à l'hypertrophie : Quant à l'intestin, il reste à l'état normal — ainsi que nous l'avons constaté dans 3 autopsies, — ou bien ses parois présentent des altérations analogues à celles du mésentère. — Cela posé, il est facile de concevoir que lorsque l'anneau n'est pas très-large, la portion du mésentère faisant partie du pédicule de la hernie peut offrir un obstacle sérieux à la réduction lorsqu'il présente à un degré prononcé les altérations que nous venons d'étudier. Dans l'observation suivante, malgré la largeur de l'anneau qui avait 4 centimètres de diamètre, le mésentère, induré et hypertrophié au point le simuler l'épiploon, s'opposait à la réduction d'une hernie inguinale volumineuse. Cette circonstance n'avait pas échappé à M. PIEDVACHE qui communiqua le fait à la Société anatomique (1).

____

(1) *Soc. anat.* 1864, p. 46.

Obs. 1. — *Hernie inguinale volumineuse ; altérations de l'intestin et du mésentère ; hémorrhagie intestinale intra-péritonéale.*

F.., 79 ans, maintenait avec un bandage, complétement réduite, la hernie volumineuse qu'il portait à gauche. Le 4 février, la hernie n'a pu rentrer depuis la veille ; le malade souffre peu. Tumeur piriforme occupant les bourses ; son pédicule, très-volumineux, se prolonge manifestement dans le canal inguinal gauche ; sa plus grande circonférence est de 46 cent. M. Broca, malgré des efforts méthodiques et prolongés, ne peut réduire la hernie. Le malade prend 2 lavements avec chacun 4 grammes de tabac, puis un bain de deux heures. Vers 5 heures, F... fait rentrer lui-même sa hernie ; l'interne de garde peut constater sa réduction complète, et appliquer un bandage contentif. Le lendemain matin 5, léger écoulement de sang par l'anus, le malade dérange son bandage, et la hernie sort de nouveau.

A la visite, l'hémorrhagie qui a été légère n'existe plus, et, à part la reproduction de la hernie, l'état du malade paraît bon.

Mais, vers deux heures de l'après-midi, l'hémorrhagie intestinale recommence, le pouls s'affaiblit, le malade pâlit et succombe en peu d'instants avec les signes d'une hémorrhagie abondante, sans que l'écoulement par l'anus ait été assez considérable pour expliquer la mort.

Autopsie (7 février). Dès l'ouverture de la cavité abdominale, il s'écoule une certaine quantité de sang liquide et de couleur foncée ; le péritoine en contient encore environ 350 grammes. L'état de la séreuse pariétale est parfaitement normal : mais les anses de l'intestin grêle, dans une longueur de 10 centimètres, offrent une surface violacée imbibée de sang ; si on lave la surface séreuse, on la voit encore lisse, mais les vaisseaux sous-séreux sont gorgés de sang, et forment un lacis extrêmement serré. C'est bien d'eux que vient le sang contenu dans la cavité péritonéale car il n'existe nulle part de perforation des parois intestinales. Tout le reste de l'intestin grêle et le gros intestin sont assez fortement congestionnés.

Le mésentère, d'une couleur rosée, présente dans tous les points de son étendue une épaisseur d'un centimètre, une dureté extrême ; sa coupe le montre imbibé de sang, mais gorgé aussi de produits plastiques dont la date ne doit pas être récente : les ganglions mésentériques ont participé à l'hypertrophie générale. Les enveloppes de la hernie sont incisées ; nous voyons que le sac contient, comme dans le péritoine, une certaine quantité de sang. L'anneau inguinal qui présente un trajet tout-à-fait direct, offre 4 centimètres de diamètre. La longueur de l'intestin grêle contenu dans la hernie est considérable (près de 80 cent.) La surface présente cette même coloration violacée que nous avons notée sur une partie de l'intestin contenu dans l'abdomen : ce qui donne à penser que cette dernière portion est celle qui a fait d'abord partie de la hernie, et a été réduite. *Une grande épaisseur de mésentère est aussi contenue dans le sac ; il est altéré comme tout le reste ; c'est lui qui avait été pris pour l'épiploon et l'on conçoit tout l'obstacle qu'il devait mettre à la réduction, malgré la largeur de l'anneau.* L'ouverture du tube intestinal permet de constater l'augmentation d'épaisseur de toutes les tuniques avec induration ; cet épaississement est considérable dans les parties herniées. La cavité intestinale contient une grande quantité de sang liquide et de couleur foncée.

La muqueuse, épaissie comme les autres tuniques est ferme et se laisse difficilement déchirer ; elle est le siége d'une injection très-fine qui lui donne une couleur uniformément rouge. En résumé, dit M. Piedvache, *l'épaississement du mésentère semble suffisant pour expliquer les difficultés éprouvées dans les réductions de la hernie.*

Un second point intéressant de cette observation est la mort du malade à la suite d'une hémorrhagie à la fois intestinale et péritonéale. L'auteur décrit les vaisseaux sous-séreux de l'intestin, gorgés de sang et formant un lacis excessivement serré, et c'est à eux qu'il rapporte la source de l'hémorrhagie. Nous regrettons que l'attention n'ait point porté également sur le système vasculaire du mésentère ; cette membrane présentait à la coupe une surface imbibée de sang, d'où l'on pourrait conclure à l'existence de lésions vasculaires. Il nous semble même fort probable que ces lésions n'ont point dû être indifférentes à la production de l'hémorrhagie péritonéale.

Scarpa (1) signala, un des premiers, la dilatation variqueuse des veines du mésentère dans certaines entérocèles et eut l'occasion d'observer une hernie ombilicale où une veine mésentérique, considérablement distendue, s'ouvrit spontanément et donna lieu à une hémorrhagie considérable dans le sac. Les différents détails de cette observation sont trop rares et trop intéressants, pour que nous ne les résumions ici, au moins en quelques lignes.

Obs. 11. *Hernie ombilicale. — Dilatation des veines du mésentère. — Rupture d'une grosse veine mésentérique ; hémorrhagies graves. — Mort.*

A l'âge de 12 ans, cette femme eut un abcès de l'ombilic qui s'ouvrit spontanément et donna issue à une grande quantité de liquide jaunâtre. A 21 ans, sans cause connue, survint, à l'endroit de l'ancienne cicatrice, une petite tumeur qui augmenta progressivement et acquit le volume d'une noix. La malade y ressentit d'abord un fourmillement incommode et ensuite des espèces de frémissements sensibles au toucher, tout à fait semblables à ceux que présentent les varices anévrysmales.

A l'âge de 25 ans, étant occupée à laver du linge, la malade, probablement sous l'influence d'un effort, sentit sa petite tumeur s'ouvrir tout d'un coup et donner issue à une grande quantité de sang qui s'échappait par un jet rapide et non interrompu. Au bout de 3/4 d'heure, syncope : l'hémorrhagie s'arrêta.

A la première sortie du lit, l'hémorrhagie se reproduisit et ne fut arrêtée que par une compression maintenue pendant 1 heure. Une 3e hémorrhagie mit la malade au comble de l'épuisement. — Transportée à l'hôpital le 7 février, on fit la ligature d'une veine dilatée et superficielle et l'on appliqua un appareil compressif. Au bout de 3 jours, l'hémorrhagie se reproduisit, mais fut arrêtée sur le champ.

3 *Mars.* Eschare gangréneuse de la largeur d'un sou au lieu de la tumeur. Le 7 du même mois, l'eschare s'étant détachée, il sortit de la plaie une

---

(1) Scarpa. — *Traité des hernies*, p. 389.

grande quantité de matières fécales et il s'établit un anus contre nature Mort le 9 mars dans un état de maigreur et de faiblesse extrêmes.

Autopsie. On s'assure d'abord que la veine liée n'avait aucun rapport avec le fond de la plaie située un peu au-dessous de l'ombilic. — La dissection des artères et veines épigastrique et mammaire interne prouve qu'elles n'ont eu aucune part à l'hémorrhagie.

A l'ouverture de la cavité abdominale, on trouve l'intestin et l'épiploon réunis en un paquet adhérent au péritoine pariétal (adhérences anciennes.)

Dans la région ombilicale, paquet d'intestin grêle, adhérent de la manière la plus intime, dans une étendue de 3 pouces au péritoine pariétal et particulièrement à l'endroit correspondant au fond de la plaie. Dans le même endroit, l'iléon était percé et communiquait avec la plaie extérieure; il n'offrait aucune trace d'inflammation ni même de gangrène attendu que l'eschare s'était détachée complétement plusieurs jours avant la mort. On pouvait introduire l'extrémité du doigt dans la crevasse de l'intestin et la promener en tous sens dans l'intérieur du canal, sans rencontrer aucun obstacle — ce qui explique pourquoi la malade n'avait jamais cessé de rendre les matières fécales par les voies naturelles.

En pressant entre les deux doigts la portion du mésentère qui soutenait l'intestin ouvert, Scarpa sentit profondément, à travers la graisse dont ce repli membraneux était surchargé, un corps cylindrique très-épais, qui se dirigeait vers la plaie extérieure. Il sépara soigneusement ce corps d'avec la graisse abondante qui l'environnait de toute part et il reconnut que c'était une veine du mésentère énormément distendue par des caillots de sang; elle avait au moins le double du volume d'une grosse plume à écrire. Après y avoir fait une ouverture avec une lancette, Scarpa introduisit dans sa cavité une grosse sonde qui, poussée de dedans en dehors, sortit librement par la plaie extérieure entre l'intestin et le péritoine. à travers une ouverture d'environ 2 lignes de diamètre. Toutes les autres branches des veines mésentériques étaient plus volumineuses que dans l'état naturel, sans en excepter les veines hémorrhoïdales internes. Mais aucune n'était aussi énormément distendue que celle qui s'ouvrit dans le fond de la petite tumeur située au-dessous de l'ombilic.

L'interprétation de Scarpa, en présence de ces faits singuliers, fut la suivante : le premier abcès de l'ombilic qu'il observa aurait été précédé d'une petite hernie de la ligne blanche et l'issue des matières fécales aurait amené une suppuration qui détruisit peu à peu le sac herniaire et amena ainsi une première guérison. — Il faut certainement attribuer à la disposition cicatricielle qui persista chez cette malade l'existence d'un obstacle sérieux à la circulation mésentérique. Consécutivement survinrent la dilatation du réseau veineux du mésentère et la formation de la varice anévrysmale d'une grosse veine mésentérique dont la rupture causa les hémorrhagies qui entraînèrent la mort

C'est également à ces graves lésions du mésentère qu'il faut imputer la gangrène de l'intestin et l'anus contre nature déterminé par la chûte de l'eschare.

Cette observation n'est-elle pas des plus concluantes, et ne suffit-elle point pour prouver l'importance clinique de certaines lésions mésentériques ? Celles-ci n'ont été reconnues qu'à l'autopsie dans le cas particulier de Scarpa et il nous semble inutile d'insister sur toutes les difficultés que présentait le diagnostic.

Cependant ne serait-il pas possible, maintenant que l'attention est attirée sur ce point, de reconnaître sur le vivant, dans un cas analogue, la véritable cause de ces hémorrhagies et d'intervenir plus efficacement que ne l'a fait Scarpa ?

Les deux classes de lésions que nous venons de signaler, à savoir l'épaississement du mésentère et l'état variqueux de ses vaisseaux ont une raison d'être dans certaines conditions anatomo-pathologiques que nous avons déterminées : aussi, quoique rarement portées à l'exagération comme dans les deux cas que nous avons cités, se rencontrent-elles souvent à un degré moins prononcé. Alors leur rôle est plus secondaire et s'efface devant l'importance des lésions intestinales. Ces faits étant parfaitement connus, il nous semble superflu d'y insister davantage.

Il nous reste à reproduire ici l'observation suivante, due à M. Sappey (1), et qui nous semble intéressante à plusieurs titres : elle prouve que les altérations de l'intestin peuvent avoir un retentissement sur le mésentère à l'inverse de ce que nous avons vu jusqu'ici. Il s'agit d'une hernie ombilicale ancienne renfermant une anse d'intestin grêle : celle-ci fut perforée par une ulcération qui, en se propageant du côté du mésentère, creusa dans celui-ci un canal d'une longueur de 7 à 8 lignes, dont l'orifice s'ouvrait dans la cavité péritonéale à une certaine distance de l'anneau. Sous l'influence d'un traumatisme, les matières intestinales furent refoulées dans l'abdomen par l'intermédiaire de ce canal ; l'opération pratiquée par Bérard fut impuissante à prévenir la péritonite puisque la perforation avait son siége dans une portion du mésentère qui n'avait point franchi l'anneau ombilical.

Obs. III. — *Perforation de l'intestin grêle consécutive à une hernie ombilicale ancienne. Ecoulement des matières intestinales dans l'abdomen par l'intermédiaire d'un canal creusé dans l'épaisseur du mésentère altéré.*

Homme de 40 ans, a depuis 6 ans une hernie ombilicale : jamais de bandage ; réduction facile ; développement progressif. La hernie a deux pouces de diamètre, elle est étranglée à sa partie moyenne, aspect bilobé.

21 avril. Chûte sur la hernie, douleurs vives ; Bérard soupçonnant une perforation, fait l'opération le 23, à 5 heures du soir. L'intestin est rouge, injecté, phlogosé, sans mortification ni perforation ; réduction. Mort le 23, à 8 heures.

Autopsie. — L'anse intestinale s'est échappée à travers une dilatation de l'anneau de 6 à 7 lignes de diamètre. Cette anse était placée immédiatement derrière l'anneau ; elle était rouge, injectée, présentant une longueur de 2 pouces et demi, et offrait à ses deux extrémitées un rétrécissement remarquable. Les circonférences sur lesquelles il portait étaient blanches, nacrées résistantes et attestaient par ces caractères l'impression longtemps continuée de l'anneau ombilical sur les extrémités de l'anse toujours irréduite.

Ces circonférences, en effet, conservent leur diamètre, non-seulement quand elles sont abandonnées à elles-mêmes, mais encore quand on cherche à les ramener au degré de dilatation des autres parties de l'intestin, par l'introduction du doigt dans la cavité de cet organe. Cette anse intestinale appartient au jéjunum ; on n'aperçoit sur la surface extérieure aucune perforation ; mais en soulevant l'intestin, on reconnaît, à 7 ou 8 lignes de son bord adhérent, une *altération du mésentère; avec coloration noirâtre, circonscrite et au centre de cette altération un pertuis de 2 lignes de diamètre ; pour s'assurer si ce pertuis communique avec la cavité de l'intestin, on presse celui-ci pour faire circuler les liquides qu'il contient, et on voit ces liquides sortir en petite quantité par cette perforation.* Le liquide qui s'échappe est d'une couleur jaunâtre, trouble, chargé de gouttelettes huileuses provenant de l'huile de ricin que le malade avait prise dans la journée, et tout à fait analogue à celui qu'on a observé entre les circonvolutions de l'intestin.

Un stylet introduit dans cette ouverture arrive sans difficulté dans la cavité de l'intestin hernié ; une incision longitudinale pratiquée sur la convexité de celui-ci laisse voir à la partie postérieure et moyenne de la cavité, *sur le bord mésentérique, un orifice de 3 ou 4 lignes de diamètre, offrant une disposition un peu infundibuliforme et communiquant avec la perforation observée dans le mésentère.*

Entre ces deux orifices, l'un intestinal, l'autre mésentérique, existe un canal ou même une cavité de 7 à 8 lignes d'étendue, d'apparence ulcéreuse et ancienne, car les parois qui la circonscrivent sont imprégnées d'un pus séreux, et en dehors, elle est entourée par un tissu noirâtre, formé par le mésentère et le tissu graisseux qu'il contient entre ses lames. — Cette perforation de l'intestin existe au niveau de la dépression médiane qui donnait à la tumeur l'aspect bilobé. En face de la perforation intestinale dans le point opposé et correspondant à la dépression médiane, il existe une altération caractérisée par un épaississement et une sorte d'induration du tissu cellulaire sous-muqueux, dans lequel une petite quantité de sang s'est infiltrée, ce qui lui donne l'aspect noirâtre. Autour de la portion herniée existent des traces étendues de péritonite.

M. Nicaise, qui rapporte ce fait dans sa remarquable thèse inaugurale (1), dit avec raison, qu'il ne faut pas confondre cette perforation lente dans une hernie ancienne avec celles qui se font rapidement dans l'étranglement Nous ajouterons que la perforation ayant été suivie d'accidents aigus, le chirurgien était en droit de croire à une lésion intestinale.

---

(1) *Des lésions de l'intestin dans les hernies.* Thèse de Paris, 1866. p. 65.

N'ayant pas trouvé cette lésion, n'eût-il pas agi sagement en attirant l'anse intestinale au-dehors et en examinant l'état du mésentère correspondant à celle-ci? On serait arrivé ainsi à un diagnostic exact et on aurait pu songer à établir un anus contre nature, seule chance de guérison pour le malade.

II. *Des lésions traumatiques du mésentère.* Le mésentère peut être lésé *indirectement*, c'est-à-dire par l'intermédiaire des téguments et du sac herniaire, ou *directement* après ouverture préalable du sac, dans l'opération de la kélotomie ou de l'anus contre nature.

Il existe dans la science un certain nombre d'observations où un coup violent porté sur une hernie a amené la rupture du mésentère et une hémorrhagie formidable; tantôt la déchirure du mésentère a été complète et le sang s'est épanché dans le sac et dans la cavité péritonéale; tantôt celle-ci n'a porté que sur les vaisseaux et l'épanchement sanguin s'est fait entre les feuillets et s'y est, en quelque sorte, enkysté. La marche et les symptômes sont fort différents, on le conçoit, dans l'un ou l'autre cas; nous devons par conséquent en donner une description distincte.

Lorsque l'épanchement sanguin n'est pas limité par les feuillets du mésentère et qu'il remplit le sac et une portion de la cavité abdominale, les symptômes revêtent subitement une intensité et une gravité extrêmes; ils indiquent qu'il s'est produit à la fois une hémorrhagie plus ou moins considérable et une péritonite suraiguë. Le malade est pâle, exsangue, couvert de sueurs froides; son pouls est fréquent et faible; d'autre part, il a des vomissements et accuse des douleurs excessivement vives dans tout l'abdomen. La réunion de ces deux ordres de symptômes nous semble assez caractéristique pour permettre souvent de faire le diagnostic; il faut y joindre les traces du traumatisme sur les téguments internes. De plus, Cooper [1] a signalé chez le malade, dont nous rapportons ci-dessous l'observation, une augmentation de volume de la tumeur, sans que celle-ci présentât la tension qui caractérise ordinairement l'étranglement de l'intestin.

OBSERVATION IV. *Hernie scrotale ancienne; coup violent porté sur les bourses ayant amené une vaste déchirure du mésentère et consécutivement une hémorrhagie considérable dans le sac et la cavité abdominale.* (Observation communiquée par M. NORRIS).

Un homme d'âge moyen, qui était atteint depuis plusieurs années d'une hernie scrotale pour laquelle il ne portait point de bandage, reçut un coup

---

[1] *Œuvres chirurgicales*, p. 231.

violent du timon d'une voiture, qui vint frapper dans un point correspondant au collet de la tumeur. Je le vis une heure après, il était expirant : le pouls était fréquent et faible ; il y avait des vomissements fréquents et le malade accusait une vive douleur dans tout l'abdomen ; le point sur lequel le coup avait porté n'offrait à l'extérieur aucune plaie et n'était pas à beaucoup près aussi douloureux que le reste du ventre : la tumeur était beaucoup plus volumineuse qu'auparavant, mais elle ne présentait pas la tension qui caractérise ordinairement l'étranglement de l'intestin. Je n'éprouvai aucune difficulté à opérer la réduction, qui n'amena aucun soulagement. Aussitôt que la pression exercée par la main eut cessé, la tumeur reparut aussi volumineuse qu'auparavant. Dans une consultation qui eut lieu, plusieurs purgatifs furent prescrits et l'opium fut administré de temps en temps, dans le but de diminuer les vomissements et les douleurs ; mais aucun des moyens que nous imaginâmes ne put, pendant les 3 jours que le malade vécut encore, procurer aucune selle, ni aucun soulagement dans les douleurs.

Autopsie. On ouvrit d'abord la tumeur herniaire qu'on trouva entièrement remplie de sang, le sac ne paraissait pas avoir été lésé. L'abdomen contenait au moins trois pintes de sang qui provenait d'une *déchirure du mésentère et de l'iléon.* Il est probable qu'il avait existé entre ces parties et le sac des adhérences qui furent détruites au moment de l'accident. *L'intestin avait été arraché du mésentère dans une étendue de 5 pouces.*

La réduction de la hernie, chez ce malade, ne devait amener aucun soulagement ; au contraire, elle avait pour effet d'augmenter l'épanchement sanguin dans le péritoine. En pareil cas, la conduite du chirurgien nous semble nettement tracée : il faudrait ouvrir le sac le plus promptement possible et aller, sans hésitation, à la recherche des vaisseaux mésentériques lésés afin d'en opérer la ligature. Cette pratique peut paraître audacieuse, mais c'est la seule chance possible de guérison ; nous avons en effet constaté sur des chiens que la lésion d'un mince rameau artériel du mésentère amenait rapidement la mort par hémorrhagie et par péritonite.

Dans l'observation de M. Norris, le diagnostic n'a pas été établi ; il n'était pas impossible cependant de le faire : le coup violent porté sur la hernie, la douleur et les signes généraux d'hémorrhagie et de péritonite ne devaient pas laisser de doute sur l'existence, soit d'une rupture intestinale, soit d'une lésion du mésentère ; que l'une ou l'autre supposition fût la vraie, il eût été urgent d'ouvrir le sac herniaire, et de pratiquer, suivant le cas, un anus artificiel ou la ligature des vaisseaux mésentériques.

Lorsque l'épanchement sanguin se trouve en quelque sorte enkysté entre les deux feuillets du mésentère, par suite de la disposition que nous avons signalée plus haut, les faits revêtent une physionomie différente. La tumeur sanguine existant au voisinage du pédicule peut entraîner l'irréductibilité, sinon l'étranglement de l'anse herniée.

Dans l'observation suivante, communiquée par M. Rochard (1) à la Société de chirurgie, l'épanchement sanguin, dû à un coup violent porté sur le scrotum, formait une tumeur à contours réguliers qui amena l'irréductibilité d'une hernie inguinale volumineuse et causa même des symptômes d'étranglement.

Observation v. *Hernie inguinale ancienne devenue subitement irréductible à la suite d'une contusion. — Accidents graves ; opération, tumeur sanguine dans le mésentère ; réduction après un large débridement. Mort. Autopsie.*

Homme de 57 ans, constitution robuste, affecté de hernie inguinale externe ancienne, volumineuse, réductible , habituellement abandonnée à elle-même. — A reçu un coup violent sur le scrotum, à la suite duquel, douleur abdominale vive, et augmentation de moitié du volume de la tumeur qui est devenue irréductible. Le centre de celle-ci est occupé par une masse dure, aplatie, de nature difficile à déterminer, mais dont le volume était beaucoup trop considérable pour qu'il fût possible de lui faire franchir le canal inguinal — Les symptômes d'étranglement prenant une intensité croissante, au bout de 24 heures on pratique la kélotomie. Les parois épaissies du sac ayant été incisées, il sortit de l'intérieur de celui-ci 100 grammes d'un liquide noir, semblable à du sang. Dans le sac, on trouva une anse de l'intestin grêle, longue de 18 à 20 centimètres, parfaitement saine, mais dont *le mésentère était transformé en un gâteau aplati de 6 centimètres de diamètre, de plus d'un centimètre d'épaisseur et constitué par un caillot interposé entre les 2 feuillets du mésentère.* Le choc subi par la hernie avait déterminé la rupture de quelques-uns des rameaux qui rampent dans cet intervalle, les parties les plus fluides du sang avaient passé dans le sac par imbibition, le caillot seul était resté et c'était là le corps résistant dont on avait constaté la présence et qui s'était opposé à la réduction. L'intestin paraissait fortement serré au niveau de l'anneau inguinal ; on pratiqua un débridement de 2 centimètres en dehors et en haut qui permit d'attirer à l'extérieur la portion comprise dans le canal et de s'assurer de l'intégrité des tuniques au point où l'étranglement avait porté. Après avoir fait un débridement d'une longueur de 7 centimètres et remontant jusqu'à la hauteur de l'épine iliaque, on put réduire la tumeur incompressible du mésentère. Tout alla bien d'abord pendant 5 jours ; les symptômes d'étranglement cessèrent et le malade eut des selles copieuses la nuit qui suivit l'opération. Le 6e jour, douleur atroce dans le ventre avec tous les signes d'une péritonite suraiguë (vomissements, facies grippé, voix éteinte, pouls filiforme, sueurs froides, etc). — Mort dix heures après le début de ces accidents. *A l'autopsie*, on trouva dans la cavité péritonéale un épanchement séreux, d'un jaune roussâtre, provenant de la fonte du caillot dont il ne restait plus de traces.

Nous signalerons dans cette observation les particularités suivantes : la rupture de quelques vaisseaux mésentériques entraîna la formation d'une tumeur sanguine dans le

---

(1) J. Rochard, *Gazette des hôpitaux*, 1861. p. 175.

mésentère et une hémorrhagie dans le sac herniaire ; l'intestin ne présentait aucune lésion appréciable. Des symptômes d'étranglement se déclarèrent néanmoins, et, ayant pris une intensité croissante, nécessitèrent la kélotomie. Il nous semble probable que l'anse intestinale herniée a été comprimée autant par la tumeur sanguine du mésentère que par l'anneau inguinal lui-même : c'est à cette tumeur qu'il faut, en tous cas, attribuer l'irréductibilité de la hernie sinon les symptômes d'étranglement.

Le chirurgien, rencontrant une semblable lésion pendant l'opération de la kélotomie doit certainement être fort embarrassé, et nous comprenons les indécisions de M. Rochard qui se demanda s'il fallait laisser au-dehors l'intestin, ou, au contraire, ouvrir le feuillet antérieur du mésentère, vider le sang de la poche et appliquer au besoin des ligatures sur les vaisseaux qui donnaient du sang, ou encore replacer le tout dans l'abdomen après débridement préalable. Ce dernier procédé fut adopté par M. Rochard qui comptait sur la résorption de cette tumeur sanguine ; il eût peut-être réussi si le caillot eût été moins volumineux. Nous demandons s'il n'eût pas mieux valu vider cette tumeur sanguine et éviter par conséquent la nécessité d'un débridement considérable.

Dans l'opération de la kélotomie, le mésentère peut être coupé par le bistouri falciforme, au moment du débridement de l'anneau. Notre maître, *M. Demarquay*, a produit cette lésion dans les conditions suivantes : ayant fait glisser le bistouri le long de son doigt placé dans l'anneau de manière à refouler l'intestin, il pratiqua le débridement ; mais le mésentère débordant de chaque côté le doigt qui le maintenait en arrière, fut atteint par l'instrument ; un vaisseau mésentérique ayant été ouvert, il en résulta une hémorrhagie assez sérieuse.

Enfin, on sait que Lapeyronie recommande, pour pratiquer un anus artificiel dans le cas de hernies compliquées de perforation de l'intestin, de passer un double fil dans un repli du mésentère afin de maintenir au voisinage de l'anneau les deux bouts de l'intestin. Scarpa signale avec juste raison les inconvénients de cette méthode ; selon lui, le fil mésentérique serait nuisible parce qu'il ne tarde pas à couper le mésentère et qu'il peut par conséquent diviser quelques vaisseaux et donner lieu à une hémorrhagie. — Les développements dans lesquels nous sommes entrés démontrent la facilité avec laquelle peuvent se produire ces hémorrhagies si graves du mésentère ; les appréhensions de Scarpa sont parfaitement justifiées et nous pensons que le procédé de Lapeyronie ne doit être employé qu'avec la plus grande circonspection. Dans les cas exceptionnels où l'emploi du fil mésentérique serait indispensable, on pourra suivre le précepte de Velpeau et ne le laisser en place qu'un ou deux jours, afin qu'il n'ait point le temps d'ulcérer le mésentère et d'amener la section de cette membrane.

III. *Des lésions spontanées ou dues à la constriction exercée par les anneaux sur le mésentère.* Un des principaux effets de la constriction exercée par les anneaux sur une anse herniée est d'amener des troubles dans la circulation mésentérique; les modifications survenant en pareil cas dans la tension vasculaire peuvent se traduire par des extravasations sanguines entre les deux feuillets, ou lorsque l'oblitération vasculaire est complète par une mortification plus ou moins accentuée des tissus. Ces faits ont été parfaitement mis en lumière par les expériences de Panum, Prévost et Cotard, Lefeuvre et Feltz. Ce dernier, en injectant de la poussière de charbon dans l'aorte d'un chien, amena une oblitération d'une artère mésentérique, suivie d'un ramollissement considérable des tuniques de l'intestin correspondant et de taches ecchymotiques.

L'état du mésentère résultant de ces oblitérations vasculaires a peu frappé l'esprit des expérimentateurs. Lorsqu'ils en font mention, ils constatent que les vaisseaux mésentériques sont très-injectés, parfois rompus et ayant laissé échapper dans le péritoine le sang qu'ils contenaient. Ayant plusieurs fois répété ces expériences sur les chiens, sous l'habile direction de M. Demarquay, nous avons trouvé la portion du mésentère correspondant au vaisseau oblitéré, très-vascularisée et ecchymosée ; l'intestin présentait des altérations analogues, mais moins prononcées. Si nous n'avons point réussi à produire sur les animaux des plaques gangréneuses du mésentère, nous avons eu l'occasion d'en observer sur l'homme où elles étaient dues évidemment à la constriction exercée sur les vaisseaux mésentériques par l'anneau herniaire. Voici dans quelles circonstances :

OBSERVATION VI. *Hernie crurale droite ; étranglement par le ligament de Gimbernat. Plaque gangréneuse du mésentère; la déchirure de celle-ci pendant la kélotomie amène une hémorrhagie sérieuse. Ligatures multiples. Réduction. Mort.*

Madame S... âgée de 45 ans, constitution assez vigoureuse, tempérament nerveux .

Sa santé avait toujours été excellente ; depuis 5 ans, elle est affectée d'une hernie crurale droite ; la tumeur était facilement réductible et maintenue habituellement réduite par un bandage approprié. Aucun accident ne s'était déclaré jusqu'alors, ni douleurs, ni troubles digestifs.

Le 9 janvier 1872, vers le soir, se manifestèrent subitement de vives douleurs à la partie supérieure de la cuisse droite, et dans tout l'abdomen. La malade eut des nausées, du hoquet, de nombreux vomissements de matières alimentaires d'abord, puis de matières muqueuses et finalement de la bile. Les souffrances devinrent de plus en plus vives, les troubles digestifs s'accentuèrent. Malgré l'administration d'un purgatif, la malade ne rendit par l'anus aucune matière solide ni gazeuse. Le médecin ordinaire de la famille essaya le taxis à plusieurs reprises et crut même, à un certain moment, avoir fait rentrer la hernie. L'état s'aggravant sans cesse, malgré des applications de glace, il appela en consultation M. Demarquay qui déclara la kélotomie urgente.

Elle fut pratiquée le 10 janvier. Dans la région crurale droite on trouve une tumeur arrondie, du volume du poing, et présentant tous les signes d'une épiplocèle. Les téguments recouvrant la tumeur sont sains. Après avoir chloroformisé la malade, M. Demarquay fit de nouvelles tentatives de taxis, mais sans succès. Les téguments et le tissu cellulaire sous-cutané ayant été incisés, on arriva sur le sac ; celui-ci fut également ouvert et il s'en écoula environ une cuillerée de sérosité sanguinolente. L'anse intestinale, mise ainsi à découvert, fut légèrement attirée au dehors. En l'examinant, avec soin on vit un cercle brun-rougeâtre, correspondant à l'anneau et indiquant une forte constriction exercée par celui-ci. La paroi intestinale était fortement vascularisée. Un premier débridement fut pratiqué sur le ligament de Gimbernat au moyen du bistouri falciforme. Avant de rentrer l'anse herniée dans l'abdomen, on l'attira légèrement au dehors et on remarqua alors un écoulement sanguin qui remplissait le sac. En recherchant la source de cette hémorrhagie, on s'aperçut bientôt qu'elle ne pouvait venir que du mésentère et qu'elle était d'origine veineuse. Dans la partie du mésentère correspondant à l'endroit de l'intestin qui présentait ce cercle brun-rougeâtre, indice de la constriction de l'anneau, on remarqua une plaque noir-violacé, ramollie, boursouflée, de forme assez régulièrement arrondie. Cette plaque présentait en son milieu une déchirure linéaire, l'hémorrhagie se faisait par cette déchirure. Plusieurs ligatures furent appliquées autant que possible à la périphérie de cette plaque gangréneuse et de façon à lier les troncs veineux qui venaient y aboutir. En serrant les fils des ligatures, on sentait jusqu'à quel point était portée la friabilité de ces tissus.

M. Demarquay s'étant rendu maître de l'hémorrhagie, fit ensuite soigneusement la toilette de l'intestin et du mésentère, et finit par les réduire non pas sans avoir été obligé de pratiquer un deuxième débridement du ligament de Gimbernat.

La plaie fut lâchement réunie par un seul point de suture.

La nuit qui suivit l'opération fut assez calme. Les douleurs abdominales se calmèrent et la malade reposa tranquillement. Elle eut bien quelques nausées, mais plus aucun vomissement ; vers le matin, elle rendit des gaz par l'anus. — Traitement: Extrait thébaïque 1 centigr. en pilule toutes les demi-heures ; glace et eau de Seltz.

11 janvier. Hoquet, nausées, mais pas de vomissements. P. 112. Coliques vives arrachent des cris aigus. Pression de l'abdomen très-douloureuse, surtout au niveau de la fosse iliaque droite.

12 janvier. La fièvre diminue P. 92. Les coliques sont devenues moins vives et la malade peut goûter un peu de repos. Un lavement glycériné n'amène pas de matières fécales.

La fièvre persiste jusqu'à 4 heures du soir. La malade a une garde robe et rend des gaz. Mais tout d'un coup, elle est prise de douleurs abdominales très vives, la face et les extrémités se cyanosent, le pouls est petit, filiforme bientôt imperceptible. Elle succombe à 8 heures. L'autopsie n'a pu être pratiquée.

La kélotomie, a été singulièrement compliquée ici par l'hémorrhagie veineuse du mésentère ; pour l'arrêter, plusieurs ligatures durent être appliquées sur les vaisseaux mésentériques. La présence de ces ligatures perdues dans la cavité abdominale n'a peut-être pas été sans influence sur le développement de la péritonite à laquelle paraît avoir succombé la malade. Un second point fort intéressant de cette observation est le mode de production de l'hémorrhagie : il nous semble évident que celle-ci a été le résultat d'une lésion profonde du mésentère, conséquence des troubles circulatoires dus à la constriction de l'anneau. Cette lésion consistait en une plaque gangréneuse considérable, boursouflée, ramollie, de coloration caractéristique.

Sous l'influence de la traction exercée sur l'anse pour s'assurer de l'état de l'intestin, ou peut-être dans les manœuvres du débridement, cette plaque gangréneuse fut déchirée et il en résulta l'hémorrhagie dont les conséquences furent si graves. Ce fait est tout à fait exceptionnel et nous ignorons s'il en existe un semblable dans la science ; mais ii ne faut pas oublier que très souvent, dans les hernies étranglées, le mésentère présente des lésions ayant une certaine analogie avec celles-ci, quoique moins accentuées. Ayant eu l'occasion de pratiquer un certain nombre d'autopsies d'individus qui avaient succombé à un étranglement herniaire, nous avons constaté dans presque tous les cas des ecchymoses, et des épanchements sanguins sous-séreux plus ou moins considérables du mésentère. Dans le cas que nous venons de rapporter, la constriction exercée par le ligament de Gimbernat était considérable ; aussi les troubles circulatoires furent-ils tels qu'il en résulta une nécrobiose d'une portion limitée du mésentère.

Lorsque l'étranglement est très serré et persiste pendant longtemps, l'intestin peut être en quelque sorte coupé par l'anneau, lorsque celui-ci est aussi tranchant que le ligament de Gimbernat par exemple ; ou, tout au moins, il se développe au niveau de cet anneau un travail ulcératif pouvant amener au bout d'un temps assez bref, la rupture de l'intestin. Si nous supposons que la constriction s'exerce à la fois sur l'intestin et sur la partie correspondante du mésentère, celui ci pourra être coupé par l'agent constricteur ainsi que les vaisseaux compris entre ses deux feuillets. M. Demarquay a bien voulu nous communiquer le fait suivant où se trouvent réunies les diverses conditions que nous venons d'énoncer.

Obs. VII. — *Symptômes d'étranglement interne. — Établissement d'un anus artificiel. Pointe de hernie crurale méconnue. — Coupure de l'intestin et du mésentère par le ligament de Gimbernat. — Hémorrhagie venant d'une veine mésaraïque lésée ; écoulement de sang se faisant au dehors par l'anus contre-nature.*

Il y a 10 ou 12 ans, je fus appelé par un confrère pour l'aider dans les soins qu'il donnait à une pauvre femme, laquelle éprouvait tous les accidents d'un étranglement interne. L'examen le plus minutieux ne nous fit découvrir aucun signe de hernie. Après avoir pris l'avis de quelques confrères, il fut décidé que je ferais la gastrotomie. Celle-ci fut pratiquée suivant le procédé habituel, et j'établis un anus contre-nature dans le flanc droit, en ouvrant une anse d'intestin grêle. Tout alla bien pendant 48 heures, la malade rendait des matières par l'anus et prenait des aliments. Il n'y avait aucun signe de péritonite. Au bout de 48 heures, cette femme commença à rendre du sang par l'anus artificiel. Le sang venait d'une façon évidente, par le bout inférieur. L'hémorrhagie fut si abondante que la malade succomba promptement.

A l'autopsie on trouva la cause de l'hémorrhagie ; une partie de la circonférence de l'intestin grêle se trouvait pincée dans l'orifice supérieur du canal crural et en même temps une portion correspondante du mésentère. Intestin et mésentère furent coupés par l'arête vive du ligament de Gimbernat. Une grosse veine mésaraïque fut lésée; le sang venant de celle-ci coulait dans l'intestin et, par le fait de l'oblitération partielle de celui-ci, remplissait la partie inférieure de l'anse intestinale qui avait servi à faire l'anus artificiel. De cette façon, il s'écoulait au dehors.

L'étranglement de cette hernie crurale persista assez longtemps précisément parce qu'il avait été méconnu; il s'ensuivit une coupure de l'intestin et du mésentère par le ligament de Gimbernat, Une grosse veine du mésentère, ayant été ouverte par suite du travail ulcératif, versa son contenu dans l'intestin coupé et le sang s'écoula par le bout inférieur de l'anse intestinale qui avait servi à établir l'anus artificiel.

Ce fait est fort singulier et fort rare. Nous avons cru intéressant de l'ajouter à cette étude, malheureusement fort incomplète encore, des lésions du mésentère dans les hernies.

Il nous sera permis néanmoins de tirer de l'ensemble de notre travail, les conclusions suivantes :

Les lésions mésentériques, ainsi que le faisait remarquer M. Demarquay en 1872, à la Société de chirurgie, — méritent d'occuper dans la pathologie herniaire une place plus importante que celle qui leur a été assignée jusqu'à ce jour.

Non-seulement certains états pathologiques du mésentère peuvent entraîner l'irréductibilité ou l'étranglement de l'anse intestinale correspondante, mais ils se compliquent parfois d'hémorrhagies graves contre lesquelles il est difficile de lutter efficacement. Il convient de rapprocher des altérations chroniques des lésions traumatiques du mésentère qui ont seules attiré l'attention jusqu'à présent, l'état pathologique de cette membrane survenant spontanément par le seul fait de la constriction exercée par l'anneau. — Nous avons insisté sur les phénomènes de physiologie pathologique qui se produisent en pareil cas, et fait voir comment l'observation clinique concorde sur ce point avec l'expérimentation sur les animaux.

Au point de vue de la pratique chirurgicale, nous pensons que la connaissance approfondie des lésions du mésentère peut seule, dans certains cas, tracer au chirurgien une ligne de conduite véritablement rationnelle.

VERSAILLES. — IMP. CERF ET FILS, 59, RUE DU PLESSIS.